I0758312

AUTO-IMMUUN

HEPATITISDIEET

KOOKBOEK

Een uitgebreide gids om uw lichaam te voeden en de gezondheid van uw lever te ondersteunen door de kracht van heerlijke en voedzame recepten.

LAUREN WILLS

Copyright © 2024 Lauren Wills

Alle rechten voorbehouden. Niets uit deze publicatie mag worden gereproduceerd, gedistribueerd of verzonden in welke vorm of op welke manier dan ook, inclusief fotokopiëren, opnemen of andere elektronische of mechanische methoden, zonder voorafgaande schriftelijke toestemming van de uitgever, behalve in het geval van korte citaten in kritische recensies en bepaald ander niet-commercieel gebruik dat is toegestaan door de auteursrechtwetgeving.

Dit kookboek is uitsluitend bedoeld voor persoonlijk gebruik. Het wordt beschermd door auteursrechtwetten en internationale verdragen. Ongeoorloofde reproductie of distributie van dit werk, of enig deel daarvan, kan leiden tot zware civielrechtelijke en strafrechtelijke sancties en zal voor zover mogelijk worden vervolgd onder de wet.

Hoewel er alles aan is gedaan om de juistheid van de informatie in dit kookboek te garanderen, kunnen de auteur en de uitgever niet aansprakelijk worden gesteld voor eventuele fouten, weglatingen of schade die voortvloeit uit het gebruik van dit kookboek. De verstrekte recepten, kooktechnieken en voedingsinformatie zijn uitsluitend bedoeld voor algemene informatiedoeleinden en mogen niet worden beschouwd als vervanging van professioneel advies.

INVOERING

Welkom bij het Auto-immuun Hepatitis Dieet Kookboek! Dit kookboek is zorgvuldig samengesteld om u een verzameling heerlijke en voedzame recepten te bieden die speciaal zijn afgestemd op mensen die last hebben van auto-immuunhepatitis. Of u nu onlangs de diagnose heeft gekregen of al een tijdje met deze aandoening leeft, dit kookboek is bedoeld om u te ondersteunen bij het handhaven van een gezond en uitgebalanceerd dieet dat een positieve invloed kan hebben op uw algehele welzijn.

Het begrijpen van het belang van voeding bij het beheersen van auto-immuunhepatitis is van cruciaal belang. De recepten in dit kookboek zijn zorgvuldig ontworpen om ingrediënten te bevatten waarvan bekend is dat ze gunstig zijn voor mensen met deze aandoening. De recepten zijn gericht op het opnemen van voedsel dat rijk is aan voedingsstoffen, ontstekingsremmende ingrediënten en ondersteunende voedingsstoffen die kunnen helpen bij het beheersen van de symptomen en het bevorderen van de gezondheid van de lever.

In dit kookboek vindt u een grote verscheidenheid aan recepten uit verschillende maaltijdcategorieën, waaronder ontbijt, salades, hoofdgerechten, soepen en desserts. Elk recept gaat vergezeld van gedetailleerde instructies, inclusief voorbereidingstijd, ingrediënten, stapsgewijze instructies en voedingswaarden, zodat u weloverwogen keuzes kunt maken over het voedsel dat u consumeert.

Hoewel dit kookboek als leidraad dient, is het van essentieel belang dat u uw zorgverlener of een geregistreerde diëtist raadpleegt om ervoor te zorgen dat de recepten aansluiten bij uw specifieke voedingsbehoeften en -beperkingen. Zij kunnen u persoonlijke begeleiding bieden op basis van uw unieke gezondheidsprofiel en doelstellingen.

Vergeet niet dat het behandelen van auto-immuunhepatitis een holistische aanpak impliceert, en dat voeding een belangrijke rol speelt bij het ondersteunen van uw gezondheid. Het omarmen van een goed uitgebalanceerd dieet kan ontstekingen helpen minimaliseren, de leverfunctie ondersteunen en bijdragen aan uw algehele welzijn.

We hopen dat het Auto-immuun Hepatitis Dieet Kookboek een waardevolle hulpbron wordt op uw reis naar een gezondere levensstijl. Mogen deze recepten u inspireren om te genieten van heerlijke, voedzame maaltijden die uw welzijn ondersteunen en vreugde aan uw eettafel brengen. Proost op een goede gezondheid!

HOOFDSTUK 1

Auto-immuunhepatitis en dieet

A. Auto-immuunhepatitis begrijpen

Auto-immuunhepatitis (AIH) is een chronische leverziekte die wordt gekenmerkt door ontsteking en schade aan de lever veroorzaakt door een auto-immuunreactie. Bij AIH valt het immuunsysteem van het lichaam per ongeluk de levercellen aan, wat leidt tot aanhoudende ontstekingen en leverschade als het niet wordt behandeld. De exacte oorzaak van AIH is nog onbekend, maar er wordt aangenomen dat deze het gevolg is van een combinatie van genetische en omgevingsfactoren.

Auto-immuunhepatitis kan mensen van elke leeftijd treffen, hoewel de diagnose vaker wordt gesteld bij vrouwen van jonge tot middelbare leeftijd. Het is essentieel om AIH snel te diagnosticeren en te behandelen om verdere leverschade en complicaties te voorkomen.

B. Het belang van voeding bij de behandeling van auto-immuunhepatitis

Hoewel er geen specifiek dieet bestaat dat auto-immuunhepatitis kan genezen, speelt een uitgebalanceerd en gezond dieet een cruciale rol bij het beheersen van de aandoening en het ondersteunen van de gezondheid van de lever. Een voedzaam dieet kan helpen ontstekingen te verminderen, een gezond gewicht te behouden en het algehele welzijn van mensen met AIH te verbeteren.

Goede voeding is belangrijk om de leverfunctie te ondersteunen, omdat de lever een cruciale rol speelt bij het verwerken van voedingsstoffen, het ontgiften van het lichaam en het reguleren van de stofwisseling. Het volgen van een gezond dieet kan ook helpen bij het beheersen van andere aandoeningen die vaak samengaan met AIH, zoals obesitas, diabetes en hoog cholesterol.

C. Algemene voedingsrichtlijnen voor patiënten met auto-immuunhepatitis

1. Beperk alcoholgebruik: Alcohol kan leverontsteking en schade verergeren bij personen met auto-immuunhepatitis. Het is essentieel om alcoholinname te vermijden of te beperken om de

lever te beschermen en het genezingsproces te ondersteunen.

2. Verminder de natriuminname: Overmatige natriuminname kan leiden tot vochtretentie en verhoogde bloeddruk. AIH-patiënten moeten ernaar streven hun natriuminname te verminderen door bewerkte voedingsmiddelen, ingeblikte soepen en zoute snacks te vermijden.

3. Handhaaf een gezond gewicht: Obesitas kan bijdragen aan leverontsteking en de progressie van AIH verergeren. Het is belangrijk voor mensen met AIH om een gezond gewicht te bereiken en te behouden door middel van een uitgebalanceerd dieet en regelmatige fysieke activiteit.

4. Consumeer een uitgebalanceerd dieet: Een goed uitgebalanceerd dieet voor auto-immuunhepatitis moet een verscheidenheid aan voedselrijk voedsel bevatten, zoals fruit, groenten, volle granen, magere eiwitten en gezonde vetten. Deze voedingsmiddelen bieden essentiële vitamines, mineralen, antioxidanten en vezels om de algehele gezondheid en leverfunctie te ondersteunen.

5. Kies gezonde vetten: neem gezonde vetten op in uw dieet, zoals die in avocado's, noten, zaden en vette vis zoals zalm. Deze vetten leveren omega-3-vetzuren, die ontstekingsremmende eigenschappen hebben en de gezondheid van het hart bevorderen.

6. Beperk bewerkte voedingsmiddelen: Bewerkte voedingsmiddelen bevatten vaak een hoog natriumgehalte, ongezonde vetten en additieven die kunnen bijdragen aan ontstekingen en leverschade. Het is het beste om de consumptie van bewerkte voedingsmiddelen te minimaliseren en je in plaats daarvan te concentreren op volwaardige, natuurlijke voedingsmiddelen.

7. Blijf gehydrateerd: Het drinken van voldoende water is belangrijk voor de gezondheid van de lever en het algehele welzijn. Water helpt gifstoffen weg te spoelen en ondersteunt een goede spijsvertering en stofwisseling.

8. Zoek geïndividualiseerde begeleiding: Hoewel deze algemene richtlijnen nuttig kunnen zijn, is het voor personen met auto-immuunhepatitis van cruciaal belang om samen te werken met een

beroepsbeoefenaar in de gezondheidszorg of een geregistreerde diëtist die gespecialiseerd is in de gezondheid van de lever. Ze kunnen gepersonaliseerde voedingsaanbevelingen geven op basis van individuele behoeften, medische geschiedenis en specifieke doelen.

Door deze algemene voedingsrichtlijnen te volgen en nauw samen te werken met beroepsbeoefenaren in de gezondheidszorg, kunnen personen met auto-immuunhepatitis weloverwogen keuzes maken om hun levergezondheid en algeheel welzijn te ondersteunen. Hoewel voeding alleen AIH niet kan genezen, kan het wel aanzienlijk bijdragen aan het beheer en behoud van een gezondere levensstijl.

HOOFDSTUK 2

Auto-immuun hepatitis dieetrecepten

Ontbijt Recepten

Recept 1: Smoothiekom boordevol voedingsstoffen

Voorbereidingstijd: 5 minuten

Serveert: 1

Ingrediënten:

- 1 bevroren banaan

- 1 kopje bevroren gemengde bessen

- 1 kopje spinazieblaadjes

- 1/2 kop amandelmelk (of een plantaardige melk)

- Toppings: gesneden vers fruit, chiazaden, geraspte kokosnoot, muesli

Routebeschrijving:

1. Meng in een blender de bevroren banaan, bevroren gemengde bessen, spinazieblaadjes en amandelmelk.

2. Meng tot een glad en romig mengsel en voeg indien nodig meer amandelmelk toe om de gewenste consistentie te bereiken.
3. Giet de smoothie in een kom.
4. Werk af met gesneden vers fruit, chiazaden, geraspte kokosnoot en muesli.
5. Serveer onmiddellijk en geniet ervan!

Voedingswaarde per portie:

Calorieën: 320

Eiwit: 6 g

Vet: 8 g

Koolhydraten: 60 g

Vezels: 10 g

Recept 2: Glutenvrije havermout met vers fruit en noten

Voorbereidingstijd: 10 minuten

Serveert: 1

Ingrediënten:

- 1/2 kopje glutenvrije haver

- 1 kopje amandelmelk (of een plantaardige melk)

- 1/2 theelepel kaneel

- 1 eetlepel honing (of ahornsiroop voor een veganistische optie)

- Vers fruit (bijvoorbeeld bessen, gesneden banaan)

- Gehakte noten (bijvoorbeeld amandelen, walnoten)

- Optioneel: een snufje chiazaad

Routebeschrijving:

1. Meng in een pan de glutenvrije haver, amandelmelk en kaneel.

2. Kook op middelhoog vuur, af en toe roerend, tot de haver zacht is en het mengsel dikker wordt (ongeveer 5 minuten).

3. Haal van het vuur en roer de honing erdoor.

4. Doe de havermout in een kom.

5. Werk af met vers fruit, gehakte noten en indien gewenst een snufje chiazaad.

Auto-immuun hepatitisdieetkookboek

6. Serveer warm en geniet ervan!

Voedingswaarde per portie:

Calorieën: 380

Eiwit: 9 g

Vet: 12 g

Koolhydraten: 61 g

Vezels: 9 g

Recept 3: Vegetarische omelet met spinazie en paprika

Voorbereidingstijd: 10 minuten

Kooktijd: 10 minuten

Serveert: 1

Ingrediënten:

- 2 grote eieren

- 1/4 kop gehakte spinazie

- 1/4 kopje in blokjes gesneden paprika (elke kleur)

- 2 eetlepels in blokjes gesneden uien

- Zout en peper naar smaak

- 1 theelepel olijfolie

Routebeschrijving:

1. Klop de eieren in een kom tot ze goed losgeklopt zijn.

2. Roer de gehakte spinazie, de in blokjes gesneden paprika, de in blokjes gesneden uien, zout en peper erdoor.

3. Verhit olijfolie in een koekenpan met antiaanbaklaag op middelhoog vuur.

4. Giet het eimengsel in de koekenpan en kook tot de randen beginnen te stollen.

5. Til de randen van de omelet voorzichtig op met een spatel en kantel de koekenpan zodat de ongekookte eieren naar de randen kunnen stromen.

6. Ga door met koken totdat de omelet gestold is, maar nog steeds enigszins vloeibaar in het midden.

7. Vouw de omelet dubbel en bak nog een minuut.

8. Laat de omelet op een bord glijden en serveer warm.

Voedingswaarde per portie:

Calorieën: 180

Eiwit: 12 g

Vet: 12 g

Koolhydraten: 7 g

Vezels: 2 g

Recept 4: Ontstekingsremmende kurkuma-roerei

Voorbereidingstijd: 5 minuten

Kooktijd: 5 minuten

Serveert: 1

Ingrediënten:

- 2 grote eieren

- 1/4 theelepel gemalen kurkuma

- 1/4 theelepel gemalen komijn

- Zout en peper naar smaak

- 1 theelepel olijfolie

- Verse koriander voor garnering (optioneel)

Routebeschrijving:

1. Klop de eieren in een kom tot ze goed losgeklopt zijn.
2. Roer de gemalen kurkuma, gemalen komijn, zout en peper erdoor.
3. Verhit olijfolie in een koekenpan met antiaanbaklaag op middelhoog vuur.
4. Giet het eimengsel in de koekenpan en kook, onder regelmatig roeren, tot de eieren roerei en gekookt zijn tot de gewenste consistentie (ongeveer 3-4 minuten).
5. Doe de roereieren op een bord.
6. Garneer eventueel met verse koriander.
7. Heet opdienen.

Voedingswaarde per portie:

Calorieën: 180

Eiwit: 13 g

Vet: 12 g

Koolhydraten: 1 g

Vezels: 0 g

Recept 5: Quinoa-ontbijtkom met bessen en amandelen

Voorbereidingstijd: 10 minuten

Kooktijd: 15 minuten

Serveert: 1

Ingrediënten:

- 1/2 kop gekookte quinoa

- 1/4 kopje gemengde verse bessen (bijvoorbeeld aardbeien, bosbessen, frambozen)

- 1 eetlepel gesneden amandelen

- 1 eetlepel honing (of ahornsiroop voor een veganistische optie)

- Optioneel: een snufje kaneel

Routebeschrijving:

1. Meng in een kom de gekookte quinoa, gemengde verse bessen, gesneden amandelen en honing.
2. Roer goed om te combineren.
3. Bestrooi eventueel met kaneel.
4. Serveer op kamertemperatuur of gekoeld.

Voedingswaarde per portie:

Calorieën: 280

Eiwit: 9 g

Vet: 7 g

Koolhydraten: 47 g

Vezels: 8 g

Recept 6: Vegetarische ontbijtfrittata

Voorbereidingstijd: 10 minuten

Kooktijd: 20 minuten

Porties: 4

Ingrediënten:

- 6 grote eieren

- 1/4 kop amandelmelk (of een plantaardige melk)

- 1 kopje gehakte gemengde groenten (bijvoorbeeld paprika, uien, champignons)

- 1 kopje babyspinazieblaadjes

- Zout en peper naar smaak

- 1 eetlepel olijfolie

Routebeschrijving:

1. Verwarm de oven voor op 175°C.
2. Klop de eieren in een kom tot ze goed losgeklopt zijn.
3. Roer de amandelmelk, gehakte gemengde groenten, babyspinazieblaadjes, zout en peper erdoor.
4. Verhit olijfolie in een ovenbestendige koekenpan op middelhoog vuur.

5. Giet het eimengsel in de pan en kook 3-4 minuten tot de randen beginnen te stollen.

6. Zet de koekenpan in de voorverwarmde oven en bak gedurende 15-20 minuten, of tot de frittata stevig is en licht goudbruin aan de bovenkant.

7. Haal het uit de oven en laat het iets afkoelen.

8. Snijd de frittata in punten en serveer.

Voedingswaarde per portie:

Calorieën: 140

Eiwit: 10 g

Vet: 9 g

Koolhydraten: 5 g

Vezels: 1 g

Recept 1: Salade van gegrilde kip en avocado

Voorbereidingstijd: 15 minuten

Kooktijd: 10 minuten

Serveert: 2

Ingrediënten:

- 2 kipfilets zonder bot en zonder vel

- 4 kopjes gemengde saladegroenten

- 1 rijpe avocado, in plakjes gesneden

- 1 kop kerstomaatjes, gehalveerd

- 1/4 kopje gesneden rode uien

- Sap van 1 citroen

- 2 eetlepels olijfolie

- Zout en peper naar smaak

Routebeschrijving:

1. Verwarm de grill voor op middelhoog vuur.
2. Kruid de kipfilets met zout en peper.

3. Grill de kip 4-5 minuten per kant of tot hij gaar is. Haal het van de grill en laat het een paar minuten rusten voordat je het aansnijdt.

4. Meng in een grote kom de gemengde salade, de gesneden avocado, de kerstomaatjes en de gesneden rode uien.

5. Meng in een kleine kom het citroensap, de olijfolie, het zout en de peper tot de dressing.

6. Druppel de dressing over de salade en roer voorzichtig door.

7. Verdeel de salade over borden en garneer met de gesneden gegrilde kip.

8. Serveer onmiddellijk.

Voedingswaarde per portie:

Calorieën: 320

Eiwit: 28 g

Vet: 18 g

Koolhydraten: 14 g

Vezels: 8 g

Recept 2: Wrap met geroosterde groenten en hummus

Voorbereidingstijd: 15 minuten

Kooktijd: 25 minuten

Serveert: 2

Ingrediënten:

- 1 kop gemengde groenten (bijvoorbeeld paprika, courgette, aubergine), in plakjes gesneden

- 1 eetlepel olijfolie

- Zout en peper naar smaak

- 2 volkoren wraps of tortilla's

- 1/4 kopje hummus

- 1/4 kop babyspinazieblaadjes

- 1/4 kop gesneden komkommers

- 1/4 kopje gesneden tomaten

- Optioneel: verkruimelde fetakaas of geitenkaas

Routebeschrijving:

1. Verwarm de oven voor op 200 °C.

2. Meng de gemengde groenten met olijfolie, zout en peper.

3. Verdeel de groenten over een bakplaat en rooster ze in de voorverwarmde oven gedurende 20-25 minuten of tot ze zacht en licht verkoold zijn.

4. Verwarm de wraps of tortilla's volgens de instructies op de verpakking.

5. Verdeel op elke wrap een eetlepel hummus.

6. Leg de geroosterde groenten, babyspinazieblaadjes, gesneden komkommers en gesneden tomaten op de hummus.

7. Optioneel: Bestrooi met verkruimelde fetakaas of geitenkaas voor extra smaak.

8. Rol de wraps strak op en snij ze doormidden.

9. Serveer onmiddellijk of wikkel het strak in folie voor later.

Voedingswaarde per portie:

Calorieën: 280

Eiwit: 9 g

Vet: 12 g

Koolhydraten: 36 g

Vezels: 6 g

Recept 3: Kom met zoete aardappel en zwarte bonen

Voorbereidingstijd: 15 minuten

Kooktijd: 30 minuten

Serveert: 2

Ingrediënten:

- 2 middelgrote zoete aardappelen, geschild en in blokjes gesneden

- 1 eetlepel olijfolie

- 1 theelepel gemalen komijn

- 1/2 theelepel chilipoeder

- Zout en peper naar smaak

- 1 kop gekookte zwarte bonen

- 1 kopje gekookte quinoa

- 1/4 kop gehakte verse koriander

- Sap van 1 limoen

- Optionele toppings: gesneden avocado, in blokjes gesneden tomaten, Griekse yoghurt (voor serveren)

Routebeschrijving:

1. Verwarm de oven voor op 220°C.

2. Meng de in blokjes gesneden zoete aardappelen met olijfolie, gemalen komijn, chilipoeder, zout en peper.

3. Verdeel de zoete aardappelen over een bakplaat en rooster ze in de voorverwarmde oven gedurende 25-30 minuten of tot ze gaar en goudbruin zijn.

4. Meng in een grote kom de geroosterde zoete aardappelen, gekookte zwarte bonen, gekookte quinoa, gehakte verse koriander en limoensap.

5. Meng voorzichtig om te combineren.

6. Verdeel het mengsel in kommen.

7. Optioneel: Top met gesneden avocado, in blokjes gesneden tomaten en een klodder Griekse yoghurt.

8. Serveer warm.

Voedingswaarde per portie:

Auto-immuun hepatitisdieetkookboek

Calorieën: 380

Eiwit: 12 g

Vet: 8 g

Koolhydraten: 67 g

Vezels: 12 g

Recept 1: Gebakken kabeljauw met citroen en dille

Voorbereidingstijd: 10 minuten

Kooktijd: 15 minuten

Serveert: 2

Ingrediënten:

- 2 kabeljauwfilets

- 1 citroen, in plakjes gesneden

- 2 eetlepels verse dille, gehakt

- 2 eetlepels olijfolie

- Zout en peper naar smaak

Routebeschrijving:

1. Verwarm de oven voor op 200 °C.
2. Leg de kabeljauwfilets in een ovenschaal.
3. Giet de olijfolie over de filets en breng op smaak met peper en zout.
4. Verdeel de schijfjes citroen over de filets en bestrooi met verse dille.

5. Bak in de voorverwarmde oven gedurende 12-15 minuten of tot de kabeljauw ondoorzichtig is en gemakkelijk uit elkaar valt met een vork.

6. Haal uit de oven en serveer warm.

Voedingswaarde per portie:

Calorieën: 220

Eiwit: 30 g

Vet: 10 g

Koolhydraten: 2 g

Vezels: 0 g

Recept 2: Quinoa-gevulde paprika

Voorbereidingstijd: 15 minuten

Kooktijd: 35 minuten

Porties: 4

Ingrediënten:

- 4 paprika's (elke kleur), bovenkant verwijderd en zaadjes verwijderd

- 1 kopje gekookte quinoa

- 1/2 kop in blokjes gesneden tomaten

- 1/2 kopje zwarte bonen, gespoeld en uitgelekt

- 1/2 kop maïskorrels

- 1/4 kop gehakte verse peterselie

- 1/4 kopje geraspte kaas (bijvoorbeeld cheddar, mozzarella)

- 1 theelepel olijfolie

- Zout en peper naar smaak

Routebeschrijving:

1. Verwarm de oven voor op 190°C.
2. Leg de paprika's in een ovenschaal, met de snijkant naar boven.
3. Meng in een kom de gekookte quinoa, de in blokjes gesneden tomaten, zwarte bonen, maïskorrels, gehakte verse peterselie, geraspte kaas, olijfolie, zout en peper.

4. Schep het quinoamengsel in de paprika's en vul ze
   gelijkmatig.

5. Bedek de ovenschaal met folie en bak 25 minuten in
   de voorverwarmde oven.

6. Verwijder de folie en bak nog eens 10 minuten of tot
   de paprika's gaar zijn en de vulling is opgewarmd.

7. Haal het uit de oven en laat het iets afkoelen voordat
   je het serveert.

Voedingswaarde per portie:

Calorieën: 220

Eiwit: 9 g

Vet: 6 g

Koolhydraten: 37 g

Vezels: 7 g

Recept 3: Roergebakken tofu met gemengde groenten

Voorbereidingstijd: 15 minuten

Kooktijd: 10 minuten

Serveert: 2

Ingrediënten:

- 8 ons stevige tofu, uitgelekt en in blokjes

- 1 eetlepel sojasaus (of tamari voor een glutenvrije optie)

- 1 eetlepel hoisinsaus

- 1 eetlepel sesamolie

- 1 eetlepel olijfolie

- 2 teentjes knoflook, fijngehakt

- 1 kopje gemengde groenten (bijvoorbeeld broccoli, paprika, wortelen), in plakjes gesneden

- Zout en peper naar smaak

- Optionele toppings: gesneden groene uien, sesamzaadjes

Routebeschrijving:

1. Meng de sojasaus, hoisinsaus en sesamolie in een kom.

2. Voeg de in blokjes gesneden tofu toe aan de kom en roer voorzichtig om te coaten. Laat het 10 minuten marineren.

3. Verhit olijfolie in een grote koekenpan of wok op middelhoog vuur.

4. Voeg de gehakte knoflook toe en roerbak 1 minuut tot het geurig is.

5. Voeg de gemengde groenten toe en roerbak 3-4 minuten of tot ze zacht en knapperig zijn.

6. Duw de groenten naar één kant van de koekenpan en voeg de gemarineerde tofu toe.

7. Kook de tofu gedurende 3-4 minuten, af en toe omdraaiend, tot hij bruin en warm is.

8. Breng op smaak met zout en peper.

9. Optioneel: Top met gesneden groene uien en sesamzaadjes voor garnering.

10. Heet opdienen.

Voedingswaarde per portie:

Calorieën: 250

Eiwit: 15 g

Vet: 17 g

Koolhydraten: 12 g

Vezels: 3g

Recept 1: Gebakken zoete aardappelfrietjes met guacamole

Voorbereidingstijd: 15 minuten

Kooktijd: 25 minuten

Serveert: 2

Ingrediënten:

- 2 middelgrote zoete aardappelen, in frietjes gesneden

- 1 eetlepel olijfolie

- 1 theelepel paprikapoeder

- 1/2 theelepel knoflookpoeder

- Zout en peper naar smaak

- 1 rijpe avocado

- Sap van 1 limoen

- 1 eetlepel gehakte verse koriander

- Optionele toppings: gesneden jalapeños, in blokjes gesneden tomaten

Routebeschrijving:

1. Verwarm de oven voor op 220°C.

2. Meng de zoete frietjes in een kom met olijfolie, paprikapoeder, knoflookpoeder, zout en peper tot ze gelijkmatig bedekt zijn.

3. Verdeel de zoete aardappelfrietjes in een enkele laag op een bakplaat.

4. Bak in de voorverwarmde oven gedurende 20-25 minuten of tot de frietjes knapperig en goudbruin zijn. Draai ze halverwege om.

5. Terwijl de friet bakt, bereid je de guacamole door de avocado te pureren met limoensap en gehakte verse koriander.

6. Breng de guacamole op smaak met peper en zout.

7. Zodra de zoete aardappelfrietjes klaar zijn, haal je ze uit de oven en laat je ze iets afkoelen.

8. Serveer de gebakken zoete aardappelfrietjes met de guacamole ernaast.

9. Optioneel: Bestrooi de guacamole met gesneden jalapeños en in blokjes gesneden tomaten voor extra smaak.

Voedingswaarde per portie:

Calorieën: 320

Eiwit: 5 g

Vet: 18 g

Koolhydraten: 38 g

Vezels: 9 g

Recept 2: Komkommer- en wortelsticks met hummus

Voorbereidingstijd: 10 minuten

Serveert: 2

Ingrediënten:

- 1 komkommer, in staafjes gesneden

- 2 wortels, in staafjes gesneden

- 1/2 kopje hummus

Routebeschrijving:

1. Was en snijd de komkommer en wortels in staafjes.

2. Schik de komkommer- en wortelsticks op een serveerschaal.

3. Serveer de sticks met een kommetje hummus om in te dippen.

Voedingswaarde per portie:

Calorieën: 120

Eiwit: 5 g

Vet: 6 g

Koolhydraten: 15 g

Vezels: 7 g

Recept 3: Sushibroodjes met quinoa en groenten

Voorbereidingstijd: 30 minuten

Kooktijd: 20 minuten

Porties: 4

Ingrediënten:

- 4 nori-zeewiervellen

- 2 kopjes gekookte quinoa, gekoeld

- 1 kopje gemengde groenten (bijvoorbeeld komkommer, wortelen, paprika), julienne gesneden

- 2 eetlepels rijstazijn

- 1 eetlepel sojasaus (of tamari voor een glutenvrije optie)

- 1 eetlepel sesamolie

- Optioneel: ingelegde gember, wasabi, sojasaus (voor serveren)

Routebeschrijving:

1. Leg een nori-zeewiervel op een sushimatje of een schone theedoek.

2. Verdeel een kwart van de gekookte quinoa gelijkmatig over de nori en laat aan de bovenkant een rand van 2,5 cm vrij.

3. Verdeel een kwart van de juliennegroenten over de quinoa.

4. Sprenkel de rijstazijn, sojasaus en sesamolie over de groenten.

5. Begin vanaf de onderkant en rol het norivel strak op, waarbij u de sushimat of handdoek gebruikt om u te helpen.

6. Maak de bovenrand van het norivel nat met water om de rol goed af te dichten.

7. Herhaal het proces met de overige ingrediënten om nog drie rollen te maken.

8. Snijd elke rol met een scherp mes in hapklare stukjes.

9. Serveer de sushibroodjes met ingelegde gember, wasabi en sojasaus ernaast.

Voedingswaarde per portie:

Calorieën: 200

Eiwit: 6 g

Vet: 6 g

Koolhydraten: 32 g

Vezels: 5 g

Voorbereidingstijd: 15 minuten

Kooktijd: 25 minuten

Porties: 4

Ingrediënten:

- 1 kop gekookte quinoa, gekoeld

- 2 kopjes gemengde groenten (bijvoorbeeld paprika, courgette, aubergine), in blokjes gesneden

- 2 eetlepels olijfolie

- 1 theelepel gedroogde kruiden (bijvoorbeeld tijm, oregano)

- Zout en peper naar smaak

- Sap van 1 citroen

- 2 eetlepels gehakte verse peterselie

- Optionele toppings: verkruimelde fetakaas, geroosterde noten of zaden

Routebeschrijving:

1. Verwarm de oven voor op 200 °C.

2. Meng de in blokjes gesneden groenten met olijfolie, gedroogde kruiden, zout en peper.

3. Verdeel de groenten in een enkele laag op een bakplaat.

4. Rooster in de voorverwarmde oven gedurende 20-25 minuten of tot de groenten gaar en licht verkoold zijn.

5. Meng in een grote kom de gekookte quinoa, geroosterde groenten, citroensap en gehakte verse peterselie.

6. Meng voorzichtig om te combineren.

7. Optioneel: Bestrooi met verkruimelde fetakaas of geroosterde noten/zaden voor extra smaak.

8. Serveer de quinoasalade op kamertemperatuur of gekoeld.

Voedingswaarde per portie:

Calorieën: 220

Eiwit: 6 g

Vet: 9 g

Koolhydraten: 30 g

Vezels: 6 g

Recept 5: Gebakken zoete aardappelchips met guacamole

Voorbereidingstijd: 10 minuten

Kooktijd: 20 minuten

Serveert: 2

Ingrediënten:

- 2 middelgrote zoete aardappelen, in dunne plakjes gesneden

- 1 eetlepel olijfolie

- Zout en peper naar smaak

- 1 rijpe avocado

- Sap van 1 limoen

- 1 eetlepel gehakte verse koriander

- Optionele toppings: gesneden jalapeños, in blokjes gesneden tomaten

Routebeschrijving:

1. Verwarm de oven voor op 200 °C.
2. Meng de plakjes zoete aardappel met olijfolie, zout en peper tot ze gelijkmatig bedekt zijn.
3. Leg de zoete aardappelschijfjes in een enkele laag op een bakplaat.
4. Bak in de voorverwarmde oven gedurende 15-20 minuten of tot de chips knapperig en lichtbruin zijn. Draai ze halverwege om.
5. Terwijl de chips bakken, bereid je de guacamole door de avocado te pureren met limoensap en gehakte verse koriander.
6. Breng de guacamole op smaak met peper en zout.
7. Zodra de zoete aardappelchips klaar zijn, haal je ze uit de oven en laat je ze iets afkoelen.
8. Serveer de gebakken zoete aardappelchips met de guacamole ernaast.

9. Optioneel: Bestrooi de guacamole met gesneden jalapeños en in blokjes gesneden tomaten voor extra smaak.

Voedingswaarde per portie:

Calorieën: 280

Eiwit: 4 g

Vet: 16 g

Koolhydraten: 32 g

Vezels: 7 g

Recept 6: Hummus met verse groenten

Voorbereidingstijd: 10 minuten

Serveert: 2

Ingrediënten:

1 kopje kikkererwten uit blik, afgespoeld en uitgelekt

2 eetlepels tahin

2 eetlepels olijfolie

Sap van 1 citroen

1 teentje knoflook, fijngehakt

Zout en peper naar smaak

Diverse verse groenten (bijvoorbeeld paprika, komkommer, wortel), in staafjes gesneden

Routebeschrijving:

Meng in een keukenmachine de kikkererwten, tahini, olijfolie, citroensap, gehakte knoflook, zout en peper.

Meng tot een glad en romig mengsel en voeg indien nodig een beetje water toe om de gewenste consistentie te bereiken.

Doe de hummus in een serveerschaal.

Serveer de hummus met diverse verse groenten om te dippen.

Voedingswaarde per portie:

Calorieën: 250

Eiwit: 8 g

Vet: 16 g

Koolhydraten: 22 g

Vezels: 6 g

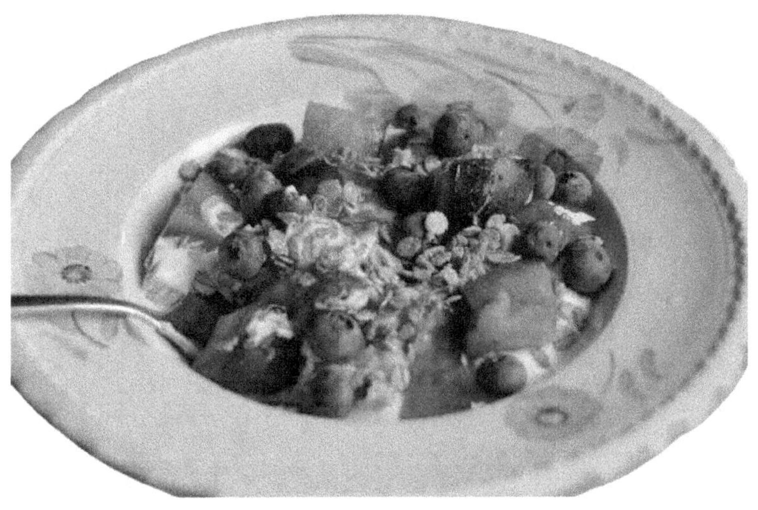

GRANEN & BOSBESSEN

Recept 1: Gegrilde zalm met quinoa en gestoomde groenten

Voorbereidingstijd: 15 minuten

Kooktijd: 15 minuten

Serveert: 2

Ingrediënten:

- 2 zalmfilets

- 1 eetlepel olijfolie

- Sap van 1 citroen

- Zout en peper naar smaak

- 1 kopje gekookte quinoa

- 2 kopjes gemengde gestoomde groenten (bijvoorbeeld broccoli, wortelen, bloemkool)

Routebeschrijving:

1. Verwarm de grill voor op middelhoog vuur.

2. Bestrijk de zalmfilets met olijfolie en citroensap.

3. Breng op smaak met zout en peper.

4. Leg de zalmfilets op de grill en bak ongeveer 6-8 minuten per kant, of tot de vis gemakkelijk uit elkaar valt met een vork.

5. Terwijl de zalm grilt, bereid je de quinoa volgens de instructies op de verpakking.

6. Stoom de gemengde groenten tot ze gaar maar nog knapperig zijn.

7. Serveer de gegrilde zalm op een bedje van gekookte quinoa met een kant van gestoomde groenten.

Voedingswaarde per portie:

Calorieën: 400

Eiwit: 30 g

Vet: 20 g

Koolhydraten: 25 g

Vezels: 5 g

Recept 2: Gebakken kippenborst met geroosterde spruitjes

Voorbereidingstijd: 15 minuten

Kooktijd: 25 minuten

Serveert: 2

Ingrediënten:

- 2 helften kipfilet

- 1 eetlepel olijfolie

- 1 theelepel gedroogde kruiden (bijvoorbeeld rozemarijn, tijm)

- Zout en peper naar smaak

- 2 kopjes spruitjes, bijgesneden en gehalveerd

- 1 eetlepel balsamicoazijn

- Optioneel: partjes citroen voor erbij

Routebeschrijving:

1. Verwarm de oven voor op 200 °C.
2. Leg de kipfilethelften op een bakplaat.
3. Besprenkel de kipfilets met olijfolie en bestrooi met gedroogde kruiden, zout en peper.
4. Meng de spruitjes in een aparte kom met olijfolie, balsamicoazijn, zout en peper.

5. Verdeel de spruitjes op de bakplaat rondom de kipfilets.

6. Bak in de voorverwarmde oven gedurende 20-25 minuten of tot de kip gaar is en de spruitjes zacht en gekaramelliseerd zijn.

7. Haal het uit de oven en laat het een paar minuten rusten voordat je het serveert.

8. Serveer de gebakken kipfilet met geroosterde spruitjes en eventueel partjes citroen.

Voedingswaarde per portie:

Calorieën: 350

Eiwit: 40 g

Vet: 12 g

Koolhydraten: 20 g

Vezels: 8 g

Recept 3: Linzenstoofpot met bruine rijst

Voorbereidingstijd: 15 minuten

Kooktijd: 40 minuten

Porties: 4

Ingrediënten:

- 1 kop bruine linzen, afgespoeld en uitgelekt

- 1 eetlepel olijfolie

- 1 ui, gehakt

- 2 wortels, in blokjes gesneden

- 2 stengels bleekselderij, in blokjes gesneden

- 3 teentjes knoflook, fijngehakt

- 1 theelepel gemalen komijn

- 1 theelepel paprikapoeder

- 4 kopjes groentebouillon

- 1 laurierblad

- Zout en peper naar smaak

- 2 kopjes gekookte bruine rijst

- Optionele toppings: gehakte verse peterselie, partjes citroen

Routebeschrijving:

1. Verhit olijfolie in een grote pan op middelhoog vuur.

2. Voeg de ui, wortels en selderij toe en bak 5 minuten tot de groenten zacht beginnen te worden.

3. Voeg de gehakte knoflook, komijn en paprika toe en bak nog een minuut tot het geurig is.

4. Voeg de gespoelde linzen, groentebouillon en laurier toe aan de pot.

5. Breng op smaak met zout en peper.

6. Breng de stoofpot aan de kook, zet het vuur laag en laat 30-35 minuten koken, of tot de linzen gaar zijn.

7. Verwijder het laurierblad en pas indien nodig de kruiden aan.

8. Serveer de linzenstoofpot over gekookte bruine rijst.

9. Optioneel: Garneer met gehakte verse peterselie en serveer met partjes citroen ernaast.

Voedingswaarde per portie:

Calorieën: 300

Eiwit: 15 g

Vet: 5 g

Koolhydraten: 55 g

Vezels: 10 g

Recept 1: Geroosterde spruitjes met balsamicoglazuur

Voorbereidingstijd: 10 minuten

Kooktijd: 25 minuten

Porties: 4

Ingrediënten:

- 1 pond spruitjes, bijgesneden en gehalveerd

- 2 eetlepels olijfolie

- Zout en peper naar smaak

- 2 eetlepels balsamicoglazuur

Routebeschrijving:

1. Verwarm de oven voor op 200 °C.

2. Meng de spruitjes in een kom met olijfolie, zout en peper tot ze gelijkmatig bedekt zijn.

3. Verdeel de spruitjes in één laag op een bakplaat.

4. Rooster in de voorverwarmde oven gedurende 20-25 minuten of tot de spruitjes zacht en gekaramelliseerd zijn.

5. Haal uit de oven en besprenkel met balsamicoglazuur.

6. Schud voorzichtig om te coaten.

7. Serveer de geroosterde spruitjes als bijgerecht.

Voedingswaarde per portie:

Calorieën: 100

Eiwit: 4 g

Vet: 6 g

Koolhydraten: 10 g

Vezels: 4g

Recept 2: Bloemkoolpuree met kruiden

Voorbereidingstijd: 10 minuten

Kooktijd: 15 minuten

Porties: 4

Ingrediënten:

- 1 bloemkool met grote kop, in roosjes gesneden

- 2 eetlepels boter of olijfolie

- 2 teentjes knoflook, fijngehakt

- 1/4 kopje melk (of niet-zuivelalternatief)

- 1 eetlepel gehakte verse kruiden (bijvoorbeeld peterselie, tijm)

- Zout en peper naar smaak

Routebeschrijving:

1. Stoom de bloemkoolroosjes gaar.

2. Smelt de boter in een pan of verwarm de olijfolie op middelhoog vuur.

3. Voeg de gehakte knoflook toe en bak 1-2 minuten tot het geurig is.

4. Doe de gestoomde bloemkool in de pan en pureer met een aardappelstamper of mix in een keukenmachine tot een gladde massa.

5. Roer de melk en gehakte verse kruiden erdoor.

6. Breng op smaak met zout en peper.

7. Laat nog 2-3 minuten koken tot het gaar is.

8. Serveer de bloemkoolpuree als gezond alternatief voor de traditionele aardappelpuree.

Voedingswaarde per portie:

Calorieën: 70

Eiwit: 3 g

Vet: 4 g

Koolhydraten: 8 g

Vezels: 3g

Recept 3: Gebakken spinazie met knoflook en citroen

Voorbereidingstijd: 5 minuten

Kooktijd: 5 minuten

Porties: 4

Ingrediënten:

- 1 eetlepel olijfolie

- 2 teentjes knoflook, fijngehakt

- 8 kopjes verse spinazieblaadjes

- Sap van 1 citroen

- Zout en peper naar smaak

Routebeschrijving:

1. Verhit de olijfolie in een grote koekenpan op middelhoog vuur.
2. Voeg de gehakte knoflook toe en bak 1 minuut tot het geurig is.
3. Voeg de spinazieblaadjes toe aan de pan en roer voorzichtig tot ze geslonken zijn.
4. Druppel het citroensap over de spinazie.
5. Breng op smaak met zout en peper.
6. Laat nog 1-2 minuten koken tot het gaar is.
7. Serveer de gebakken spinazie als voedzaam bijgerecht.

Voedingswaarde per portie:

Calorieën: 40

Eiwit: 2 g

Vet: 3 g

Koolhydraten: 3 g

Vezels: 2 g

Recept 4: Geroosterde knoflook-bloemkoolpuree

Voorbereidingstijd: 10 minuten

Kooktijd: 40 minuten

Porties: 4

Ingrediënten:

- 1 bloemkool met grote kop, in roosjes gesneden

- 2 eetlepels olijfolie

- 4 teentjes knoflook, gepeld

- Zout en peper naar smaak

- 1/4 kop groentebouillon (of meer indien nodig)

Routebeschrijving:

1. Verwarm de oven voor op 200 °C.

2. Leg de bloemkoolroosjes en de gepelde knoflookteentjes op een bakplaat.

3. Besprenkel met olijfolie en breng op smaak met peper en zout.

4. Rooster in de voorverwarmde oven gedurende 30-35 minuten of tot de bloemkool gaar en goudbruin is.

5. Doe de geroosterde bloemkool en knoflook in een keukenmachine.

6. Meng tot een gladde massa en voeg indien nodig groentebouillon toe om de gewenste consistentie te bereiken.

7. Breng indien gewenst op smaak met extra zout en peper.

8. Serveer de geroosterde knoflook-bloemkoolpuree als een smaakvol en gezond bijgerecht.

Voedingswaarde per portie:

Calorieën: 80

Eiwit: 3 g

Vet: 5 g

Koolhydraten: 8 g

Vezels: 4g

Recept 5: Gestoomde broccoli met citroen en amandelen

Voorbereidingstijd: 10 minuten

Kooktijd: 5 minuten

Porties: 4

Ingrediënten:

- 4 kopjes broccoliroosjes

- 1 eetlepel olijfolie

- Sap van 1 citroen

- Schil van 1 citroen

- Zout en peper naar smaak

- 2 eetlepels gesneden amandelen, geroosterd

Routebeschrijving:

1. Stoom de broccoliroosjes tot ze knapperig zijn.

Auto-immuun hepatitisdieetkookboek

2. Meng in een kleine kom de olijfolie, het citroensap, de citroenschil, het zout en de peper.

3. Druppel de citroendressing over de gestoomde broccoli.

4. Schud voorzichtig om te coaten.

5. Bestrooi met geroosterde gesneden amandelen.

6. Serveer de gestoomde broccoli als een voedzaam en levendig bijgerecht.

Voedingswaarde per portie:

Calorieën: 60

Eiwit: 3 g

Vet: 4 g

Koolhydraten: 6 g

Vezels: 3g

Recept 6: Quinoapilaf met gemengde groenten

Voorbereidingstijd: 10 minuten

Kooktijd: 20 minuten

Porties: 4

Ingrediënten:

- 1 kopje quinoa, afgespoeld

- 2 kopjes groentebouillon

- 1 eetlepel olijfolie

- 1 ui, gehakt

- 2 teentjes knoflook, fijngehakt

- 1 wortel, in blokjes gesneden

- 1 courgette, in blokjes gesneden

- 1 rode paprika, in blokjes gesneden

- Zout en peper naar smaak

- 2 eetlepels gehakte verse kruiden (bijvoorbeeld peterselie, basilicum)

Routebeschrijving:

1. Meng de quinoa en de groentebouillon in een pan.

2. Breng aan de kook, zet het vuur laag, dek af en laat 15-20 minuten sudderen, of tot de quinoa gaar is en de bouillon is opgenomen.

3. Verhit de olijfolie in een aparte koekenpan op middelhoog vuur.

4. Voeg de gesnipperde ui en de gehakte knoflook toe en bak 2-3 minuten tot ze zacht zijn.

5. Voeg de in blokjes gesneden wortel, courgette en rode paprika toe aan de koekenpan.

6. Bak nog 5 minuten tot de groenten zacht en knapperig zijn.

7. Breng op smaak met zout en peper.

8. Maak de gekookte quinoa los met een vork en doe deze in de koekenpan met de gebakken groenten.

9. Roer de gehakte verse kruiden erdoor en meng goed.

10. Laat nog 2-3 minuten koken tot het gaar is.

11. Serveer de quinoapilaf met gemengde groenten als een gezond en smaakvol bijgerecht.

Voedingswaarde per portie:

Calorieën: 180

Eiwit: 5 g

Vet: 5 g

Koolhydraten: 30 g

Vezels: 5 g

Recept 1: Genezende kurkuma-gembersoep

Voorbereidingstijd: 10 minuten

Kooktijd: 30 minuten

Porties: 4

Ingrediënten:

- 1 eetlepel olijfolie

- 1 ui, gehakt

- 2 teentjes knoflook, fijngehakt

- Een stuk verse gember van 1 inch, geraspt

- 1 theelepel gemalen kurkuma

- 4 kopjes groentebouillon

- 2 wortels, in blokjes gesneden

- 2 stengels bleekselderij, in blokjes gesneden

- 1 kopje bloemkoolroosjes

- 1 kopje in blokjes gesneden tomaten (ingeblikt of vers)

- Zout en peper naar smaak

- Optionele toppings: verse koriander, partjes limoen

Routebeschrijving:

1. Verhit olijfolie in een grote pan op middelhoog vuur.

2. Voeg de gesnipperde ui, gehakte knoflook en geraspte gember toe. Bak gedurende 2-3 minuten tot het geurig is.

3. Roer de gemalen kurkuma erdoor en kook nog een minuut.

4. Voeg de groentebouillon, in blokjes gesneden wortelen, selderij, bloemkoolroosjes en in blokjes gesneden tomaten toe aan de pot.

5. Breng op smaak met zout en peper.

6. Breng de soep aan de kook, zet het vuur laag en laat 20-25 minuten koken tot de groenten gaar zijn.

7. Haal van het vuur en laat de soep iets afkoelen.

8. Pureer de soep met een staafmixer of een aanrechtblender tot een gladde massa.

9. Verwarm de soep eventueel opnieuw.

10. Serveer de genezende kurkuma-gembersoep warm,
eventueel gegarneerd met verse koriander en partjes
limoen.

Voedingswaarde per portie:

Calorieën: 120

Eiwit: 3 g

Vet: 4 g

Koolhydraten: 20 g

Vezels: 5 g

Recept 2: Linzen- en groentestoofpot

Voorbereidingstijd: 10 minuten

Kooktijd: 35 minuten

Porties: 4

Ingrediënten:

- 1 eetlepel olijfolie

- 1 ui, gehakt

- 2 teentjes knoflook, fijngehakt

- 2 wortels, in blokjes gesneden

- 2 stengels bleekselderij, in blokjes gesneden

- 1 kopje in blokjes gesneden tomaten (ingeblikt of vers)

- 1 kopje groene of bruine linzen, gespoeld

- 4 kopjes groentebouillon

- 1 theelepel gedroogde tijm

- Zout en peper naar smaak

- Optionele toppings: gehakte verse peterselie

Routebeschrijving:

1. Verhit olijfolie in een grote pan op middelhoog vuur.

2. Voeg de gesnipperde ui, gehakte knoflook, in blokjes gesneden wortel en in blokjes gesneden bleekselderij toe. Bak gedurende 5 minuten tot de groenten zacht beginnen te worden.

3. Roer de in blokjes gesneden tomaten erdoor en kook nog 2 minuten.

4. Voeg de gespoelde linzen, groentebouillon, gedroogde tijm, zout en peper toe aan de pan.

5. Breng de stoofpot aan de kook, zet het vuur laag en laat 30 minuten sudderen, of tot de linzen gaar zijn.

6. Pas indien nodig de kruiden aan.

7. Serveer de linzen- en groentestoofpot warm, eventueel gegarneerd met gehakte verse peterselie.

Voedingswaarde per portie:

Calorieën: 250

Eiwit: 13 g

Vet: 4 g

Koolhydraten: 45 g

Vezels: 12 g

Recept 3: Kip- en groentebottenbouillonsoep

Voorbereidingstijd: 10 minuten

Kooktijd: 2 uur

Porties: 4

Ingrediënten:

- 1 hele kip, indien mogelijk biologisch en vrije uitloop

- 8 kopjes water

- 2 wortels, gehakt

- 2 stengels bleekselderij, gehakt

- 1 ui, gehakt

- 3 teentjes knoflook, fijngehakt

- Een stuk verse gember van 1 inch, geraspt

- 1 laurierblad

- Zout en peper naar smaak

- Optionele toppings: gehakte verse peterselie, partjes citroen

Routebeschrijving:

1. Doe de hele kip, het water, de gehakte wortels, de gehakte bleekselderij, de gehakte ui, de gehakte knoflook, de geraspte gember, het laurierblad, het zout en de peper in een grote pan.

2. Breng de pot op hoog vuur aan de kook.

3. Zet het vuur laag, dek af en laat 1,5 tot 2 uur sudderen tot de kip gaar en gaar is.

4. Haal de kip uit de pan en zet opzij om af te koelen.

5. Zeef de bouillon in een aparte pan of grote kom en gooi de groenten en het laurierblad weg.

6. Zodra de kip is afgekoeld, haalt u het vlees van de botten en versnippert of snijdt u het in hapklare stukjes.

7. Doe de gezeefde bouillon terug in de pan en voeg de geraspte kip toe.

8. Breng de soep op middelhoog vuur aan de kook en kook nog eens 10 minuten.

9. Pas indien nodig de kruiden aan.

10. Serveer de kippen- en groentebouillonsoep warm, eventueel gegarneerd met gehakte verse peterselie en partjes citroen.

Voedingswaarde per portie:

Calorieën: 200

Eiwit: 20 g

Vet: 8 g

Auto-immuun hepatitisdieetkookboek

Koolhydraten: 8 g

Vezels: 2 g

Recept 1: Boerenkoolsalade met citrusvinaigrette

Voorbereidingstijd: 15 minuten

Porties: 4

Ingrediënten:

- 8 kopjes boerenkool, stengels verwijderd en bladeren gehakt

- 1 kop kerstomaatjes, gehalveerd

- 1/4 kopje gesneden amandelen, geroosterd

- 1/4 kop gedroogde veenbessen

- 1/4 kopje geraspte Parmezaanse kaas (optioneel)

Voor de citrusvinaigrette:

- Sap van 1 sinaasappel

- Sap van 1 citroen

- 2 eetlepels extra vergine olijfolie

- 1 theelepel Dijon-mosterd

- Zout en peper naar smaak

Routebeschrijving:

1. Meng in een grote slakom de gehakte boerenkool, kerstomaatjes, gesneden amandelen, gedroogde veenbessen en geraspte Parmezaanse kaas (indien gebruikt).

2. Klop in een aparte kleine kom het sinaasappelsap, het citroensap, de olijfolie, de Dijon-mosterd, het zout en de peper samen om de citrusvinaigrette te maken.

3. Sprenkel de citrusvinaigrette over de boerenkoolsalade.

4. Meng voorzichtig zodat de salade bedekt is met de dressing.

5. Laat de salade 10-15 minuten marineren, zodat de smaken zich kunnen vermengen.

6. Serveer de boerenkoolsalade met citrusvinaigrette als verfrissend en voedzaam bijgerecht.

Voedingswaarde per portie:

Calorieën: 150

Auto-immuun hepatitisdieetkookboek

Eiwit: 6 g

Vet: 9 g

Koolhydraten: 16 g

Vezels: 4g

Recept 2: Mediterrane Quinoasalade

Voorbereidingstijd: 15 minuten

Kooktijd: 15 minuten

Porties: 4

Ingrediënten:

- 1 kopje quinoa
- 2 kopjes water
- 1 kop komkommer, in blokjes gesneden
- 1 kop kerstomaatjes, gehalveerd
- 1/2 kopje Kalamata-olijven, ontpit en gehalveerd
- 1/2 kopje verkruimelde fetakaas
- 1/4 kopje rode ui, fijngehakt

- 1/4 kop gehakte verse peterselie

- 2 eetlepels extra vergine olijfolie

- Sap van 1 citroen

- Zout en peper naar smaak

Routebeschrijving:

1. Spoel de quinoa af onder koud water in een fijnmazige zeef.

2. Breng het water in een middelgrote pan aan de kook.

3. Voeg de afgespoelde quinoa toe aan het kokende water, zet het vuur laag, dek af en laat 15 minuten sudderen, of tot het water is opgenomen en de quinoa gaar is.

4. Haal de gekookte quinoa van het vuur en laat afkoelen.

5. Meng in een grote slakom de afgekoelde quinoa, de in blokjes gesneden komkommer, kerstomaatjes, Kalamata-olijven, verkruimelde fetakaas, rode ui en gehakte verse peterselie.

6. Meng in een aparte kleine kom de olijfolie, het citroensap, het zout en de peper tot de dressing.

7. Druppel de dressing over de quinoasalade.

8. Meng voorzichtig zodat de salade bedekt is met de dressing.

9. Serveer de mediterrane quinoasalade als een levendig en smaakvol bijgerecht of als lichte maaltijd.

Voedingswaarde per portie:

Calorieën: 300

Eiwit: 10 g

Vet: 14 g

Koolhydraten: 36 g

Vezels: 5 g

Recept 3: Avocado-tomatensalade met balsamicodressing

Voorbereidingstijd: 10 minuten

Porties: 4

Ingrediënten:

- 2 avocado's, in blokjes gesneden

- 2 kopjes kerstomaatjes, gehalveerd

- 1/4 kopje rode ui, fijngehakt

- 2 eetlepels gehakte verse basilicum

- 2 eetlepels extra vergine olijfolie

- 1 eetlepel balsamicoazijn

- Zout en peper naar smaak

Routebeschrijving:

1. Meng in een grote slakom de in blokjes gesneden avocado's, kerstomaatjes, rode ui en gehakte verse basilicum.
2. Klop in een aparte kleine kom de olijfolie, balsamicoazijn, zout en peper samen om de dressing te maken.
3. Druppel de dressing over de avocado-tomatensalade.
4. Roer voorzichtig zodat de salade bedekt is met de dressing.

5. Serveer de avocado-tomatensalade met balsamicodressing als verfrissend en bevredigend bijgerecht.

Voedingswaarde per portie:

Calorieën: 200

Eiwit: 3 g

Vet: 17 g

Koolhydraten: 12 g

Vezels: 7 g

Recept 1: Kokosmeel-bosbessenmuffins

Voorbereidingstijd: 10 minuten

Kooktijd: 25 minuten

Voor: 12 muffins

Ingrediënten:

- 1/2 kopje kokosmeel
- 1/2 theelepel bakpoeder
- 1/4 theelepel zout
- 4 eieren
- 1/4 kop kokosolie, gesmolten
- 1/4 kopje honing of ahornsiroop
- 1 theelepel vanille-extract
- 1 kopje bosbessen (vers of bevroren)

Routebeschrijving:

1. Verwarm de oven voor op 175 °C (350 °F) en bekleed een muffinvorm met papieren bakvormen.

2. Meng in een kom het kokosmeel, bakpoeder en zout.

3. Klop in een aparte kom de eieren, kokosolie, honing of ahornsiroop en vanille-extract tot ze goed gemengd zijn.

4. Voeg de droge ingrediënten toe aan de natte ingrediënten en meng tot een gladde massa.

5. Spatel de bosbessen er voorzichtig door.

6. Verdeel het beslag gelijkmatig over de voorbereide muffinbekers.

7. Bak gedurende 20-25 minuten, of totdat een tandenstoker die je in het midden van de muffin steekt er schoon uitkomt.

8. Laat de muffins een paar minuten afkoelen in de pan en leg ze vervolgens op een rooster om volledig af te koelen.

9. Geniet van deze heerlijke bosbessenmuffins met kokosmeel als een gezonde en bevredigende traktatie.

Voedingswaarde per portie (1 muffin):

Calorieën: 110

Eiwit: 3 g

Vet: 7 g

Koolhydraten: 9 g

Vezels: 3g

Recept 2: Bananenbrood met amandelmeel

Voorbereidingstijd: 15 minuten

Kooktijd: 45 minuten

Maakt: 1 brood

Ingrediënten:

- 2 kopjes amandelmeel

- 1 theelepel bakpoeder

- 1/2 theelepel zuiveringszout

- 1/4 theelepel zout

- 1 theelepel gemalen kaneel

- 3 rijpe bananen, gepureerd

- 3 eieren

- 1/4 kopje honing of ahornsiroop

- 1/4 kop kokosolie, gesmolten

- 1 theelepel vanille-extract

Routebeschrijving:

1. Verwarm de oven voor op 175°C (350°F) en vet een bakvorm in.

2. Meng in een grote kom het amandelmeel, bakpoeder, zuiveringszout, zout en kaneel.

3. Meng in een aparte kom de geprakte bananen, eieren, honing of ahornsiroop, gesmolten kokosolie en vanille-extract tot alles goed gemengd is.

4. Voeg de natte ingrediënten toe aan de droge ingrediënten en roer tot alles net gemengd is.

5. Giet het beslag in de ingevette broodvorm.

6. Bak gedurende 40-45 minuten, of totdat een tandenstoker die je in het midden van het brood steekt er schoon uitkomt.

7. Laat het bananenbrood 10 minuten afkoelen in de pan en leg het vervolgens op een rooster om volledig af te koelen.

8. Snijd het amandelmeel-bananenbrood in plakjes en
   serveer het als een heerlijke en voedzame traktatie.

Voedingswaarde per portie (1 plak):

Calorieën: 200

Eiwit: 6 g

Vet: 15 g

Koolhydraten: 13 g

Vezels: 3g

Recept 3: Avocadomousse van pure chocolade

Voorbereidingstijd: 10 minuten

Chill-tijd: 2 uur

Porties: 4

Ingrediënten:

- 2 rijpe avocado's

- 1/4 kop ongezoet cacaopoeder

- 1/4 kop ahornsiroop of honing

- 1/4 kop amandelmelk (of andere niet-zuivelmelk)

- 1 theelepel vanille-extract

- Optionele toppings: pure chocoladeschaafsel, verse bessen, gehakte noten

Routebeschrijving:

1. Snijd de avocado's doormidden, verwijder de pit en schep het vruchtvlees in een blender of keukenmachine.

2. Voeg het cacaopoeder, ahornsiroop of honing, amandelmelk en vanille-extract toe aan de blender.

3. Meng tot een glad en romig mengsel en schraap indien nodig de zijkanten naar beneden.

4. Proef en pas eventueel de zoetheid aan.

5. Breng de mousse over naar serveerschalen of schaaltjes.

6. Dek af en zet minimaal 2 uur in de koelkast, zodat de mousse kan opstijven.

7. Garneer voor het serveren met pure chocoladeschaafsel, verse bessen of gehakte noten, indien gewenst.

8. Geniet van deze rijke en heerlijke avocadomousse van pure chocolade als schuldvrij dessert.

Voedingswaarde per portie:

Calorieën: 180

Eiwit: 3 g

Vet: 14 g

Koolhydraten: 15 g

Vezels: 7 g

Recept 4: Bessen-chiapudding

Voorbereidingstijd: 10 minuten

Chill-tijd: 2-4 uur

Serveert: 2

Ingrediënten:

- 1 kopje ongezoete amandelmelk (of andere niet-zuivelmelk)

- 1/4 kop chiazaden

- 1 eetlepel ahornsiroop of honing

- 1/2 theelepel vanille-extract

- 1/2 kopje gemengde bessen (zoals aardbeien, bosbessen, frambozen)

Routebeschrijving:

1. Klop in een kom de amandelmelk, chiazaad, ahornsiroop of honing en vanille-extract door elkaar.

2. Laat het mengsel 5 minuten staan en klop dan opnieuw om eventuele klontjes chiazaad los te maken.

3. Dek de kom af en zet deze 2-4 uur, of een hele nacht, in de koelkast tot de chiapudding dikker is geworden.

4. Roer de chiapudding goed door voordat je hem serveert, zodat de chiazaden gelijkmatig worden verdeeld.

5. Verdeel de chiapudding in serveerglaasjes of kommen.

6. Werk af met gemengde bessen.

7. Serveer de bessenchiapudding als een voedzaam en bevredigend ontbijt of tussendoortje.

Voedingswaarde per portie:

Calorieën: 150

Eiwit: 5 g

Vet: 9 g

Koolhydraten: 15 g

Vezels: 9 g

Recept 5: Gebakken appels met kaneel en walnoten

Voorbereidingstijd: 10 minuten

Kooktijd: 30 minuten

Porties: 4

Ingrediënten:

- 4 appels (zoals Granny Smith of Honeycrisp)

- 1/4 kopje gehakte walnoten

- 2 eetlepels ahornsiroop of honing

- 1 theelepel gemalen kaneel

- Optionele toppings: Griekse yoghurt, scheutje honing

Routebeschrijving:

1. Verwarm de oven voor op 190°C (375°F) en bekleed een ovenschaal met bakpapier.

2. Kern de appels met een appelboor of een klein mes, maar laat de bodem intact.

3. Meng in een kleine kom de gehakte walnoten, ahornsiroop of honing en gemalen kaneel.

4. Vul elke appel zonder klokhuis met het walnotenmengsel en druk het zachtjes aan.

5. Plaats de gevulde appels in de voorbereide ovenschaal.

6. Bak gedurende 25-30 minuten, of tot de appels zacht zijn en de vulling lichtbruin is.

7. Haal de gebakken appels uit de oven en laat ze een paar minuten afkoelen.

8. Serveer de gebakken appels met kaneel en walnoten als een geruststellend en voedzaam dessert.

9. Optioneel: bestrooi met een klodder Griekse yoghurt en besprenkel met honing voor extra romigheid en zoetheid.

Voedingswaarde per portie:

Calorieën: 180

Eiwit: 3 g

Vet: 6 g

Koolhydraten: 33 g

Vezels: 6 g

Recept 1: Groene Detox-smoothie

Voorbereidingstijd: 5 minuten

Serveert: 1

Ingrediënten:

- 1 kopje spinazie

- 1/2 komkommer, geschild en gehakt

- 1/2 groene appel, zonder klokhuis en in stukjes gesneden

- 1/2 banaan

- 1/2 citroen, uitgeperst

- 1/2 kopje kokoswater of amandelmelk

- Optioneel: een handvol ijsblokjes

Routebeschrijving:

1. Meng in een blender de spinazie, komkommer, groene appel, banaan, citroensap en kokoswater of amandelmelk.

2. Meng op hoge snelheid tot een gladde en romige massa.

3. Voeg indien gewenst een handvol ijsblokjes toe en mix opnieuw tot het gekoeld is.

4. Giet de groene detox-smoothie in een glas en geniet ervan als een verfrissende en voedzame manier om je dag te beginnen.

Voedingswaarde per portie:

Calorieën: 150

Eiwit: 3 g

Vet: 1 g

Koolhydraten: 35 g

Vezels: 7 g

Recept 2: Ontstekingsremmende gouden melk

Voorbereidingstijd: 5 minuten

Kooktijd: 5 minuten

Serveert: 1

Ingrediënten:

- 1 kopje ongezoete amandelmelk of kokosmelk

- 1/2 theelepel gemalen kurkuma

- 1/4 theelepel gemalen kaneel

- 1/4 theelepel gemalen gember

- 1/4 theelepel honing of ahornsiroop

- Snufje zwarte peper (optioneel)

Routebeschrijving:

1. Verwarm de amandelmelk of kokosmelk in een kleine pan op middelhoog vuur tot het heet maar niet kookt.

2. Voeg de gemalen kurkuma, gemalen kaneel, gemalen gember, honing of ahornsiroop en zwarte peper toe (indien gebruikt).

3. Klop het mengsel tot het goed gemengd en verwarmd is.

4. Haal van het vuur en giet de gouden melk in een mok.

5. Laat het iets afkoelen voordat je geniet van de warme en geruststellende ontstekingsremmende gouden melk.

Voedingswaarde per portie:

Calorieën: 80

Eiwit: 1 g

Vet: 5 g

Koolhydraten: 8 g

Vezels: 1 g

Recept 3: Kruidenthee-infusies

Voorbereidingstijd: 5 minuten

Steile tijd: varieert

Serveert: 1

Ingrediënten:

- 1 zakje kruidenthee (opties: kamille, pepermunt, hibiscus, lavendel, etc.)

- 1 kopje kokend water

- Optioneel: honing of citroen naar smaak

Routebeschrijving:

1. Plaats het kruidentheezakje in een kop of mok.

2. Giet kokend water over het theezakje.

3. Laat de thee gedurende de aanbevolen tijd trekken zoals aangegeven op de verpakking (varieert afhankelijk van het soort kruidenthee).

4. Eenmaal doordrenkt, verwijder je het theezakje en gooi je het weg.

5. Indien gewenst kun je de thee zoeten met honing of een scheutje citroen toevoegen voor extra smaak.

6. Geniet van de rustgevende en aromatische kruidenthee-infusie als een kalmerende en ontspannende drank.

Voedingswaarde per portie:

Calorieën: 0

Eiwit: 0 g

Vet: 0 g

Koolhydraten: 0g

Vezels: 0 g

Recept 4: Gemberlimonade

Voorbereidingstijd: 10 minuten

Chill-tijd: 1 uur

Porties: 4

Ingrediënten:

- 4 kopjes water

- 1/4 kop vers geperst citroensap

- 2 eetlepels geraspte gember

- 2 eetlepels honing of ahornsiroop

- Optioneel: schijfjes citroen en muntblaadjes ter garnering

Routebeschrijving:

1. Breng het water in een pan aan de kook.

2. Voeg de geraspte gember toe en laat 5 minuten koken.

3. Haal van het vuur en laat het iets afkoelen.

4. Zeef het met gember doordrenkte water in een kan.

5. Voeg het vers geperste citroensap en de honing of ahornsiroop toe aan de kan.

6. Roer goed om te combineren.

7. Dek af en laat minimaal 1 uur in de koelkast staan, zodat de smaken zich kunnen vermengen.

8. Serveer de gemberlimonade met ijs, eventueel gegarneerd met schijfjes citroen en muntblaadjes.

9. Geniet van deze verfrissende en pittige gemberlimonade als een hydraterende en revitaliserende drank.

Voedingswaarde per portie:

Calorieën: 35

Eiwit: 0 g

Vet: 0 g

Koolhydraten: 9 g

Vezels: 0 g

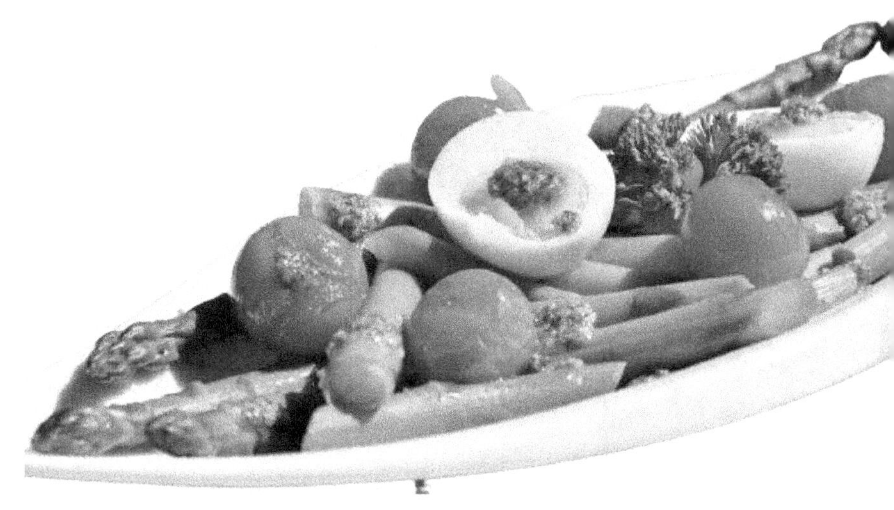

GROENE ASPERGE

HOOFDSTUK 3

7-daags maaltijdplan voor dieetrecepten voor auto-immuunhepatitis

Dag 1:

Ontbijt:

- Quinoa-ontbijtkom: Gekookte quinoa gegarneerd met verse bessen, gesneden amandelen en een scheutje honing.

- Kruidenthee: Geniet van een kopje kruidenthee, zoals kamille of gember, voor extra antioxidanten.

Lunch:

- Gegrilde Kipsalade: Gegrilde kipfilet op een bedje van gemengde groenten, kerstomaatjes, plakjes komkommer en een lichte vinaigrettedressing.

- Gestoomde Broccoli: Geserveerd als bijgerecht om extra vezels en voedingsstoffen toe te voegen.

Snack:

- Wortelsticks met hummus: Geniet van rauwe wortelsticks met een vleugje zelfgemaakte hummus voor een gezond en bevredigend tussendoortje. Diner:

- Gebakken Zalm: Ovengebakken zalmfilet gekruid met kruiden en citroensap.

- Geroosterde zoete aardappelen: Geroosterde partjes zoete aardappel, gekruid met olijfolie, knoflook en paprika.

- Gebakken Spinazie: Verse spinazie gebakken met knoflook en olijfolie.

Dag 2:

Ontbijt:

- Havermout met bessen: gekookte haver gegarneerd met gemengde bessen, gehakte walnoten en een snufje kaneel.

- Groene thee: drink een kopje groene thee voor extra antioxidanten.

Lunch:

- Kalkoensla Wraps: Magere kalkoen gekookt met uien, knoflook en kruiden, geserveerd in slabekers met geraspte wortelen en komkommer.

- Koolsla: Vers gesnipperde kool gemengd met geraspte wortelen, gekleed met een lichte vinaigrette.

Snack:

- Appelschijfjes met amandelboter: Geniet van knapperige appelschijfjes met een klodder amandelboter voor een heerlijke snack.

Diner:

- Gegrilde Kipfilet: Gegrilde kipfilet gekruid met kruiden en geserveerd met gestoomde asperges.

- Quinoa Pilaf: Quinoa gekookt met gebakken uien, paprika en in blokjes gesneden tomaten.

Dag 3:

Ontbijt:

- Veggie Omelet: Een luchtige omelet gemaakt met eiwit, gevuld met gebakken spinazie, champignons en in blokjes gesneden tomaten.

- Kruidenthee: Geniet van een kopje kruidenthee, zoals pepermunt of citroenverbena, voor een verfrissende start van de dag.

Lunch:

- Linzensoep: Stevige linzensoep gemaakt met groenten, kruiden en specerijen.

- Gemengde groene salade: een salade met gemengde groenten, kerstomaatjes, plakjes komkommer en een lichte dressing.

Snack:

- Griekse yoghurt met bessen: Romige Griekse yoghurt gegarneerd met verse bessen en een scheutje granola.

Diner:

- Gebakken Kabeljauw: Kabeljauwfilet uit de oven, op smaak gebracht met citroensap, kruiden en een scheutje olijfolie.

- Gestoomde sperziebonen: verse sperziebonen, gaar gestoomd en licht gekruid met zout en peper.

- Bruine rijst: Voedzame bruine rijst geserveerd als bijgerecht.

Dag 4:

Ontbijt:

- Smoothie Bowl: Een verfrissende smoothie gemaakt met bevroren bessen, amandelmelk, spinazie en gegarneerd met gesneden banaan en chiazaad.

- Groene thee: drink een kopje groene thee voor extra antioxidanten.

Lunch:

- Quinoasalade: Gekookte quinoa gemengd met in blokjes gesneden komkommers, kerstomaatjes, in blokjes gesneden paprika, verse kruiden en een citroenvinaigrette.

- Geroosterde Spruitjes: Spruitjes geroosterd met olijfolie, knoflook en een snufje zeezout.

Snack:

- Selderijstengels met amandelboter: Geniet van knapperige stengels bleekselderij met een laagje amandelboter voor een heerlijk tussendoortje.

Diner:

- Gegrilde garnalenspiesjes: spiesgarnalen gemarineerd in een marinade van knoflook en citroen, tot in de perfectie gegrild.

- Bloemkoolrijst: Geraspte bloemkool gebakken met uien, knoflook en kruiden als koolhydraatarm rijstalternatief.

- Gestoomde asperges: Malse asperges, licht gestoomd en op smaak gebracht met citroensap.

Dag 5:

Ontbijt:

- Chiazaadpudding: Chiazaadjes gedrenkt in amandelmelk, gegarneerd met gesneden bananen, gehakte noten en een scheutje honing.

- Kruidenthee: Geniet van een kopje kruidenthee, zoals hibiscus of lavendel, voor een kalmerend effect.

Lunch:

- Spinaziesalade met gegrilde kip: verse spinazieblaadjes gegarneerd met gegrilde kip, kerstomaatjes, gesneden amandelen en een lichte vinaigrettedressing.

- Geroosterde Bieten: Bieten geroosterd tot ze gaar zijn en dienden als bijgerecht.

Snack:

- Rijstwafels met Avocado: Krokante rijstwafels belegd met gepureerde avocado en een snufje zeezout.

Diner:

- Gebakken Kalkoengehaktballetjes: Magere kalkoengehaktballetjes gebakken in tomatensaus.

- Courgette-noedels: Spiraalvormige courgette gekookt in een saus van knoflook en olijfolie.

- Gestoomde Broccoli: Geserveerd als bijgerecht om extra vezels en voedingsstoffen toe te voegen.

Dag 6:

Ontbijt:

- Griekse yoghurtparfait: gelaagde Griekse yoghurt, muesli en gemengde bessen voor een heerlijk en eiwitrijk ontbijt.

- Groene thee: drink een kopje groene thee voor extra antioxidanten.

Lunch:

- Quinoa Gevulde Paprika's: Paprika's gevuld met een mengsel van gekookte quinoa, gebakken groenten en magere kalkoen.

- Gemengde groene salade: een salade met gemengde groenten, kerstomaatjes, plakjes komkommer en een lichte dressing.

Snack:

- Gesneden sinaasappels: Geniet van sappige plakjes sinaasappel als verfrissend tussendoortje.

Diner:

- Gebakken Kipfilet: In de oven gebakken kipfilet gekruid met kruiden en citroensap.

- Bloemkoolpuree: Gestoomde bloemkool gepureerd met knoflook, olijfolie en een snufje kruiden.

- Gestoomde sperziebonen: verse sperziebonen, gaar gestoomd en licht gekruid met zout en peper.

Dag 7:

Ontbijt:

- Groentefrittata: Een smaakvolle frittata gemaakt met eiwit, beladen met gebakken groenten zoals paprika, uien en champignons.

- Kruidenthee: Geniet van een kopje kruidenthee, zoals gember of kurkuma, voor extra antioxidanten.

Lunch:

- Tonijnsalade Sla Wraps: Tonijn uit blik gemengd met in blokjes gesneden bleekselderij, uien en een lichte vinaigrette, geserveerd in slawraps.

- Komkommersalade: Gesneden komkommers, gekleed met citroensap, olijfolie en een snufje verse dille.

Snack:

- Trail Mix: Een zelfgemaakte mix van ongezouten noten, zaden en gedroogd fruit voor een voedzame en energieke snack.

Diner:

- Gebakken Zalm: Ovengebakken zalmfilet gekruid met kruiden en een scheutje vers citroensap.

- Geroosterde wortelgroenten: een mengeling van geroosterde wortelgroenten zoals wortels, pastinaak en zoete aardappelen.

- Gebakken Boerenkool: Verse boerenkoolbladeren gebakken met knoflook en olijfolie.

Vergeet niet om de portiegroottes aan te passen aan uw voedingsbehoeften en raadpleeg een beroepsbeoefenaar in de gezondheidszorg of een geregistreerde diëtist voor persoonlijk advies en eventuele specifieke dieetbeperkingen. Geniet van deze heerlijke en voedzame maaltijden als onderdeel van uw auto-immuunhepatitisdieet.

HOOFDSTUK 4

Conclusie

A. Samenvatting van het belang van voeding bij auto-immuunhepatitis

In dit kookboek hebben we de cruciale rol benadrukt die voeding speelt bij het beheersen van auto-immuunhepatitis. Het voedsel dat we consumeren heeft de kracht om onze algehele gezondheid te beïnvloeden, en voor mensen met auto-immuunhepatitis kan het maken van bewuste voedingskeuzes aanzienlijk bijdragen aan symptoombeheersing en levergezondheid.

Door u te concentreren op voedsel dat rijk is aan voedingsstoffen, ontstekingsremmende ingrediënten te gebruiken en de algemene voedingsrichtlijnen te volgen, kunt u het immuunsysteem van uw lichaam ondersteunen, ontstekingen verminderen en de leverfunctie bevorderen. Vergeet niet om bij uw maaltijden voorrang te geven aan onbewerkte voedingsmiddelen, magere eiwitten, gezonde vetten en een verscheidenheid aan groenten en fruit. Bovendien is het van vitaal belang om bewerkte voedingsmiddelen, geraffineerde suikers en overmatige zoutinname te beperken, omdat deze ontstekingen kunnen verergeren en de lever kunnen belasten.

B. Aanmoediging voor het verkennen en genieten van voedzame recepten

We hopen dat de recepten in dit kookboek je hebben geïnspireerd om een culinaire reis vol heerlijke en voedzame maaltijden te ondernemen. Goed eten hoeft niet saai of beperkend te zijn. In plaats daarvan kan het een kans zijn voor verkenning, creativiteit en plezier. We moedigen u aan om te experimenteren met de aangeboden recepten en deze aan te passen aan uw persoonlijke smaakvoorkeuren en voedingsbehoeften.

Vergeet niet om uw maaltijden met dankbaarheid en aandacht te benaderen. Betrek uw zintuigen terwijl u geniet van de smaken, texturen en aroma's van elk gerecht. Door bewust te eten, kunt u de voeding die u aan uw lichaam verstrekt ten volle waarderen en kunt u uw algehele eetervaring verbeteren.

C. Laatste gedachten en bronnen voor verdere informatie

Terwijl u uw reis naar het beheersen van auto-immuunhepatitis via een dieet voortzet, is het van essentieel belang dat u voortdurend steun en begeleiding zoekt bij beroepsbeoefenaren in de gezondheidszorg. Overleg met een geregistreerde diëtist of voedingsdeskundige die gespecialiseerd is in auto-immuunziekten kan persoonlijke aanbevelingen geven en ervoor zorgen dat uw voedingskeuzes aansluiten bij uw specifieke behoeften.

Bovendien zijn er talloze bronnen beschikbaar die uw begrip van auto-immuunhepatitis en het verband ervan met voeding verder kunnen verdiepen. Boeken, websites en steungroepen die zich bezighouden met levergezondheid en auto-immuunziekten kunnen waardevolle informatie en een gemeenschapsgevoel bieden.

Vergeet niet dat je niet alleen bent op deze reis. Neem contact op met uw zorgteam, kom in contact met anderen die soortgelijke ervaringen delen en blijf uzelf informeren over de nieuwste onderzoeken en ontwikkelingen op het gebied van auto-immuunhepatitis.

Concluderend is het doel van het Auto-immuun Hepatitis Dieet Kookboek om u in staat te stellen de controle over uw gezondheid en welzijn over te nemen door middel van het voedsel dat u kiest om uw lichaam te voeden. Door een uitgebalanceerd en voedzaam dieet te omarmen, kunt u uw lever ondersteunen, ontstekingen verminderen en uw algehele gezondheid optimaliseren.

Mogen deze recepten u vreugde, voldoening en een hernieuwd gevoel van vitaliteit brengen. Vergeet niet dat elke maaltijd een kans is om uw lichaam te voeden en een levensstijl te omarmen die uw welzijn ondersteunt. Op uw gezondheid en geluk!

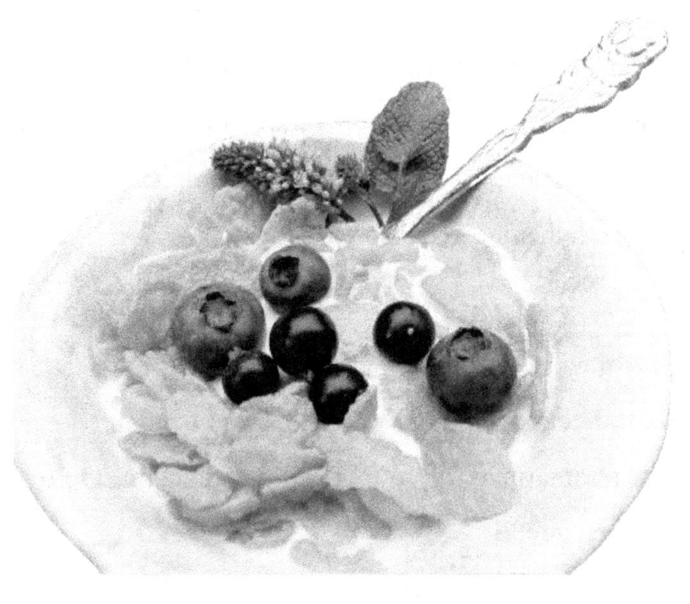

Auto-immuun hepatitisdieetkookboek
124

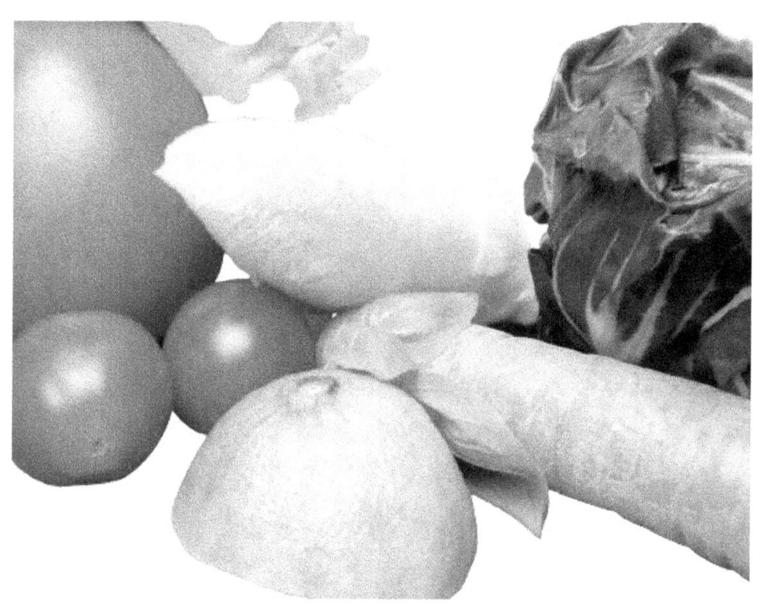

GROENTEN EN CITROEN

www.ingramcontent.com/pod-product-compliance
Lightning Source LLC
Chambersburg PA
CBHW050732260726

48661CB00001B/200